AF585781

Émile DELIGNIÈRES

# UN DIPLOME
DE
# DOCTEUR EN MÉDECINE
## En 1695
### Délivré à Claude Varambaut, d'Abbeville

*Lecture faite à la Société d'Émulation d'Abbeville dans la séance du 7 Novembre 1901.*

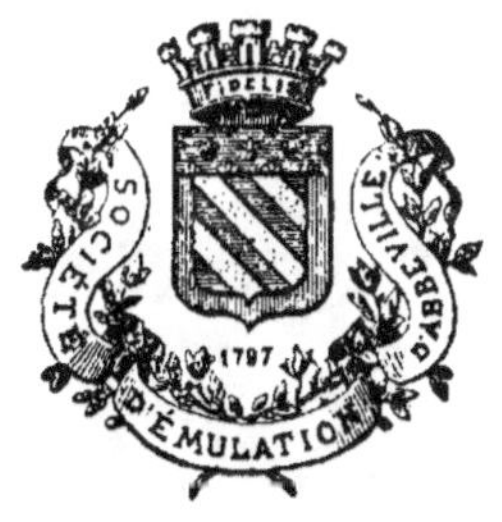


ABBEVILLE
IMPRIMERIE F. PAILLART
26, rue de l'Hôtel-de-Ville, 26

1904

EXTRAIT DU *Bulletin de la Société d'Émulation d'Abbeville*, année 1904, n° 2.

UN

# DIPLOME DE DOCTEUR EN MÉDECINE

## En 1695

### Délivré à Claude Varambaut, d'Abbeville.

Les médecins du temps de Louis XIV ont, comme on le sait, largement exercé la verve satirique de Molière ; il les a, dans plusieurs de ses pièces telles que l'*Amour médecin*, *M. de Pourceaugnac* et surtout le *Médecin malgré lui*, singulièrement ridiculisés et parfois même outrageusement baloués. Si quelques-uns à son époque pouvaient laisser prise à la critique, soit par leur ignorance, soit par leur pédantisme, par leur jactance, et aussi par leur jargon entremêlé de mauvais latin, sans oublier le costume grotesque, la longue barbe, la grande canne, etc., il en était cependant dont le savoir et le dévouement ont fait passer leurs noms à la postérité et leur ont mérité la reconnaissance de leur pays. Pour ne parler que des médecins originaires d'Abbeville, on peut citer *Clément Hecquet*, élève de l'Université de Montpellier, et l'un de ceux, d'après Astruc, qui lui ont fait le plus d'honneur ; *Philippe Hecquet*, son neveu (1661-1737), dont les nombreux ouvrages tels que la *Médecine des pauvres* étaient très estimés et lui ont valu les honneurs du décanat à Paris ; et, avant eux, *François Boujon-*

*nier*, auteur d'un ouvrage publié à Paris en 1545, intitulé : *Antidote ou remède contre la peste* ; puis encore *Antoine Demery*, doyen de la Faculté de Médecine de Paris en 1632. Un autre médecin abbevillois du nom de *Dusaulsoy* (ou Dusaulchoy ou peut-être Duchaussoy), a pris place dans l'histoire pour avoir, en 1658, à Calais, sauvé le Roi d'une maladie grave et là où plusieurs de ses confrères avaient échoué en avouant leur impuissance. Pour cette cure, il obtint le brevet de médecin particulier du Roi avec une pension [1].

Dans son tableau si précieux pour l'histoire de notre ville, où il a représenté *les hommes dignes de mémoire nés à Abbeville ou aux environs*, tableau exécuté en 1801 et qui se trouve au Musée d'Abbeville et du Ponthieu [2], le peintre abbevillois *Pierre-Adrien Choquet* a fait figurer ces médecins en les groupant autour du plus illustre, *Philippe Hecquet ;* ils sont tous en robe rouge recouverte d'un grand camail d'hermine. Nous ajouterons à ces noms celui d'un chirurgien, *le Filleul*, père de l'un de nos graveurs, *Gilbert le Filleul ;* celui-ci est né en 1644 et nous possédons de lui au même Musée plusieurs bonnes estampes. Rappelons enfin, dans les temps plus modernes, *Lerminier*, médecin de Napoléon I^er^ ; il fut nommé membre de l'Académie de médecine de Paris après avoir fait les campagnes d'Egypte et de Russie.

Le nom de deux autres médecins abbevillois, au

1. Voyez sur ces noms le P. Ignace, *Histoire ecclésiastique d'Abbeville ;* Louandre, *Biographie d'Abbeville et de ses environs ;* Ernest Prarond, *Les hommes utiles de l'arrondissement d'Abbeville.*

2. Une copie, un peu réduite, de ce tableau, fait partie de l'importante collection de curiosités de toute nature et d'œuvres d'art de notre honorable Président actuel, M. J. Vayson.

XVII^e siècle, tous deux appelés *Varambaut* et très probablement de la même famille, nous a été révélé il y a quelques années, l'un comme ayant été l'auteur d'une pièce de poésie composée par lui en 1628, l'autre par son diplôme de docteur qui lui fut délivré en 1695 à Angers. Ce dernier document nous a paru présenter un certain intérêt de curiosité et mériter à ce titre d'être l'objet d'une communication.

Parlons d'abord de la pièce de poésie qui nous a fait connaître le premier de ces médecins ; elle avait été présentée par lui à l'un des concours que la Confrérie du Puy de la Conception, alors florissante à Abbeville et qui avait son siège à la Collégiale de Saint-Vulfran, organisait chaque année à la fête de l'Assomption. Dans les documents que nous possédons sur cette institution semi-littéraire et semi-religieuse en l'honneur de la Vierge, nous avons vu qu'un *Varambaut*, s'intitulant « médecin à Abbeville », avait remporté, en 1628, le prix de la ballade pour celle commençant par ce vers :

Près de son fils régnant en court céleste

C'était sous le bâtonnat de Jehan Vincent d'Hautecourt prince du Puy et qui, à ce titre, présidait le concours.

Nous ne connaissons le premier médecin de ce nom que par ce document ; l'autre, *Claude*, qui reçut son diplôme à Angers, était probablement le fils ou le petit-fils de celui qui s'était distingué soixante-treize ans auparavant comme poète.

Le diplôme de 1695 nous a été communiqué obligeamment par M. Dupont, juge de paix à Lillers (Pas-de-Calais), collectionneur éclairé d'objets d'art et d'archéologie et l'un de nos membres correspondants [1].

Madame Dupont née Varambaut a trouvé le document dont nous allons parler plus loin derrière le portrait du docteur de 1695, portrait qui lui provient de son père M. Ernest Varambaut, ingénieur-architecte et collectionneur fervent, décédé, assez âgé, en 1880, à Eu, le petit-fils ou peut-être l'arrière-petit-fils du médecin de la fin du XVII$^{e}$ siècle.

Ce portrait de Claude Varambaut est une peinture à l'huile : nous ne l'avons pas vu, mais les possesseurs ont bien voulu nous en envoyer une reproduction photographique et suppléer par leurs indications à ce que l'épreuve ne pouvait nous faire connaître. Les couleurs, paraît-il, sont bien conservées, mais les cassures du vernis sont malheureusement trop apparentes ; on ne peut y distinguer aucune signature ; il n'existe non plus aucune inscription ni au bas, ni par derrière. Le tableau est dans un encadrement de l'époque, blanc et or, fort joli.

Le personnage est vêtu d'un habit gris avec bordure dorée sur le col et boutons dorés sur les manches et sur les revers dont on ne voit que le parc-

1. Nous lisons à son sujet dans le *Journal des Arts* (n° du 15 avril 1899) la note suivante que nous croyons devoir transcrire ici textuellement : « Le *Nouvelliste de Rouen* nous apprend que M. Dupont, juge de paix, possède dans sa collection de tableaux intéressant la ville d'Eu, un portrait de *Michel Anguier*, autour duquel on lit — « *Michel Anguier, de la ville d'Eu, sculp*$^{r}$ *ord*$^{re}$ *du Roy, recteur en son Académie de peint*$^{re}$ *et de sculp*$^{re}$. — Au-dessous on lit : *Gravé par Laurent Cars pour sa réception à l'Académie en 1733* — et dans un coin à gauche : *Gab. Revel pinx*$^{t}$. » Or, ce portrait en peinture de Michel Anguier fut aussi l'un des morceaux de réception de Gabriel Revel ; celui-ci naquit à Château-Thierry en 1643, mourut à Dijon en 1712, et fut reçu académicien le 27 février 1689 sur la présentation des portraits de MM. Anguier et Girardon. Ce dernier est conservé à l'École des Beaux-Arts. »

ment de droite ; il porte un gilet bleu, garni d'un jabot en dentelles. Les manches de l'habit sont également ornées aux poignets de dentelles retombant sur les mains ; il tient sous le bras gauche un chapeau noir qu'on ne distingue pas bien. La figure, complètement rasée, est fort expressive, le front haut, largement découvert, le visage rond, les lèvres minces, les yeux noirs, bien ouverts ; il porte les cheveux assez courts, coupés droit sur le haut du front.

C'est à Angers, avons-nous dit, que Claude Varambaut, quoiqu'originaire d'Abbeville, obtint son diplôme de docteur. La ville d'Angers[1] possédait une Faculté ou Académie universitaire dans laquelle notre compatriote avait reçu déjà ses premiers grades de bachelier et de licencié[2].

1. La ville d'*Angers*, chef-lieu de la province d'Anjou, et qui fut appelée originairement *Juliomagus*, puis *Andes* et *Andecavi*, était alors une des vingt villes de France qui, jusqu'à la révolution, possédaient une école de médecine ayant le droit de conférer des diplômes ; les autres villes étaient Paris, Orléans, Toulouse, Bordeaux, Bourges, Caen, Poitiers, Nantes, Reims, Valence, Aix, Montpellier, Besançon, Douai, Strasbourg, Dijon, Nancy, Orange et Avignon.

2. La médecine, au moyen-âge, était née dans les cloîtres, la plupart des médecins étaient en même temps chanoines ; cet art fut peu à peu pratiqué par des laïques et l'on comprit bientôt la nécessité de réglementer l'étude de la science médicale On vit alors s'établir en France des Facultés et des Collèges de Médecine ; les facultés seules avaient le droit de recevoir des docteurs, chacune d'elles avait ses règlements particuliers. Un édit du mois de mars 1707 porta règlement général pour l'étude et l'exercice de la médecine ; il fut confirmé et expliqué par des édits postérieurs en 1748 et en 1768. Saint Luc était le patron des médecins.

Nous lisons dans un récent ouvrage de M. le docteur Le Maguet[1] les curieux renseignements qui suivent relativement à l'obtention, a Paris, des grades de licencié et de docteur ; on y verra que le cérémonial qui fut suivi à Angers pour Claude Varam-

1. *Le Monde médical parisien sous le grand roi*, par le docteur P. E. le Maguet. Paris, Maloine, 1899, gr. in-8° avec figures.

Le diplôme de docteur que nous transcrivons plus loin en entier, est écrit sur une grande feuille de parchemin, presque au carré haut. 0m,54, larg., 0m,53) ; il est d'une bonne écriture mais sans ponctuation, avec grandes lettres aux parties les plus essentielles. Le sceau qui y était apposé a malheureusement disparu, et, pour l'enlever, on a coupé ou arraché le parchemin à plusieurs endroits vers le commencement, ce qui a amené certaines lacunes dans le texte

baut se rapprochait de celui usité vers la même époque dans la capitale :

« Pour la licence, le chancelier présidant la Compagnie en séance solennelle bénissait chaque candidat admis, lui donnait *Licentiam legendi, interpretandi et faciendi medicinam hic et ubique terrarum*. Le nouveau licencié versait un droit de cent livres environ et recevait du doyen un diplôme nommé *lettres de licence* qui lui donnait le droit d'exercer à Paris et dans toute la terre ; malgré ce droit, le licencié ne faisait pas encore partie de la docte Compagnie ; il lui fallait conquérir le *Birretum* ou bonnet que portait le docteur régent. Après une enquête minutieuse sur sa vie et ses mœurs, il était admis à la *Vesperie* ou argumentation sur un sujet donné, argumentation où le candidat devait discuter deux propositions contraires. Tous les docteurs étaient réunis, le doyen ouvrait la séance par un discours et indiquait le jour où devait avoir lieu l'acte du doctorat ; le candidat montait en chaire et prononçait les trois articles du serment traditionnel [1], puis le président plaçait le *Birretum* ou bonnet carré, insigne de la profession doctorale et lui passait au doigt un anneau d'or en lui donnant l'accolade. Le licencié était alors docteur. »

Ailleurs, dans le même ouvrage, on voit que si la licence introduisait un médecin dans le public où il devait exercer son art, le doctorat l'introduisait dans le sanctuaire de la Faculté ; ce n'était pour ainsi dire qu'une conséquence naturelle de la licence. Au droit de pratique déjà acquis par ce grade, le doctorat lui donnait celui d'avoir voix délibérative aux écoles et d'y jouir de tous les honneurs de la profession.

1. Voici quels étaient ces trois articles : 1° Observer les droits, statuts et coutumes de la Faculté ; 2° Assister à la messe de saint Luc le lendemain pour les docteurs décédés ; 3° Lutter de toutes ses forces contre ceux qui pratiquent illicitement la médecine. « *Vis ista jurare ?* » disait le doyen : « *Juro* », répondait le récipiendaire. On sait que ce fut le dernier mot de Molière à sa mort sur la scène.

et ce qui en rend la compréhension parfois un peu difficile.

La pièce est écrite en langue latine, alors usitée pour des actes de cette nature ; le latin est relativement assez correct. C'est en termes de haute louange que l'on parle du récipiendaire, et tout est relevé de ce qui peut faire ressortir son mérite : l'intégrité de ses mœurs, sa multiple érudition (nous traduisons ici littéralement), la renommée qu'il s'est acquise dans toute la Faculté, etc. On ajoute que dans les examens qu'il a subis, les uns particuliers, les autres publics, il a donné tant de preuves de son savoir aux docteurs qui l'ont examiné que « rien n'est resté à désirer en lui et qu'il a paru avoir une connaissance parfaite et absolue de la médecine. » Aussi, en toute équité, est-il dit, et d'après ses mérites, du consentement de tous, après avoir constaté qu'il a déjà obtenu devant « la même illustre Faculté », *in hac præclara medicinæ facultate*, les grades de bachelier et de licencié, on le juge digne d'obtenir les insignes et les honneurs du Doctorat avec le pouvoir le plus étendu, « *medicinam faciendi, docendi, interpretandi hic et ubique terrarum.* » Et alors on le déclare solennellement maître et docteur en médecine. L'acte porte sept signatures parmi lesquelles celle du Doyen et celle du Procureur et scribe de la Faculté.

Voilà donc Claude Varambaut, *Abbavillæus Diocesi Ambianensis*, investi dans toutes les formes du droit de guérir, voire même de laisser mourir ses clients selon les règles de la docte faculté et par tout l'univers ! Ces formules nous paraissent aujourd'hui bien pompeuses sans doute et presque ridicules ; les docteurs en médecine de nos jours n'en demandent pas tant, bien qu'étant certainement plus savants que leurs anciens confrères du XVIIe siècle, mais toute cette phraséologie emphatique caractérise une époque et, à ce titre, elle présente un véritable intérêt historique. Tout alors, sous le grand roi, prenait une allure solennelle, même le costume, depuis la haute perruque, la vaste houppelande et le rabat du médecin, sans oublier le haut bonnet, jusqu'à la trop longue canne [1]. Toutefois, dans le portrait qui a été conservé de lui, Claude Varambaut porte plus modestement le simple costume d'un bon bourgeois ; il n'a pas voulu se faire représenter dans le costume d'apparat.

---

*Universis et singulis præsentes litteras inspecturis.* — *Nos* Decanus almæ facultatis medicinæ in celeberrima universitati Andegavensi cœter [2]

1. M. Maurice Raynaud, dans son intéressant et important ouvrage, devenu rare, *les Médecins au temps de Molière*, nous dit que vers les dernières années du XVIIe siècle, les attaques, non seulement de Molière, mais encore de Cyrano de Bergerac, de Boileau et aussi de Madame de Sévigné, amenèrent une réforme heureuse tant comme progrès dans l'art de la médecine, qui jusque-là y était restée réfractaire et ne vivait que de traditions, que dans la simplicité du costume : « plus de hauts chapeaux pointus et en forme d'éteignoir, de longues robes, d'amples perruques; plus de longues barbes, cette barbe qui fait plus de la moitié d'un médecin ! Celui de la nouvelle école revêt (comme nous le voyons pour Claude Varambaut), le costume du bourgeois aisé, son habit est de drap ou de velours orné de dentelles ; il ne marche que tenant en main une canne à pomme d'or ou à bec de corbin. Il remplace même la mule traditionnelle qui n'était pas fantasque par un cheval fringant... » Aujourd'hui ils enfourchent aussi la bicyclette et l'automobile ne les effraie pas.

2. Les lacunes se trouvent aux parties de parchemin qui ont été enlevées pour retirer les sceaux, ce qui rend le texte moins compréhensible.

.... Collegæ mei medicinæ Doctores Regentes *Salutem in Domino* qui est omnium .... maiorum nostror .... vestigiis inhærere ac insistere. Per omnia volentes æquum fore duxim .... morum vitæ que .... et multiplex conditio commendat eos honores extollunt et exornent quod .... esse volumus .... litterar .... tenere confirmatum dilectum nostrum *Claudium Varambaut Abbavilleum Diocesis Ambianensis* ob morum integritatem variam que et ac multiplicem eruditionem ac famam laudabilem totius facultatis medicinæ consensu summa honoraria fastigia in ea disciplinæ genere fuisse consecutum : Is enim ex quo tempore ad nos se explorandum et probandum contulit maxima ac certissima conditionis eximiæ testimonia nobis præbuit, multis cum parvis, tum publicis examinibus in quibus subeundis sic omnibus et singulis medicinæ doctoribus satisfecit et tam eximiam conditionis suæ specimen præbuit ut nihil in eo fuerit desideratum quod ad perfectam et absolutam medicinæ cognitionem pertinens videretur : his Rationibus et ipsa Juris ac statutorum Dictæ Universitatis æquitate moti, post Doctrinam Illius multis examinibus probatam et compertam communi omnium consensu, nullo repugnante, a nobis tanquam Idoneus et sufficiens fuit approbatus suisq. exigentibus meritis In hac præclara medicinæ facultate gradum Baccalaureatus et Licentiatus Jure optimo obtinuit atq., Ita cum

Licentiæ gradu esset insignitus, ut ad doctoris Lauream promptus et apertus et pateret aditus mox ad nos iterum se contulit Insignia Doctoratis promotionis patens cujus petitioni nos et singuli Doctores Infra scripti annuentes Illum Idoneum sufficientem et dignum censuimus qui doctoratus Laurea cum vellet Insigniretur. Quapropter suis exigentibus meritis prædicti Magisterii et doctoratus honorem obtinuit et obtinet inter nos cum amplissima potestate sibi facta *Medicinam faciendi, docendi* Interpretandi hic et ubique terrarum. Idque Juxta præfectæ universitatis Andegavensis privilegia sanctiones et statuta Igitur nos Decanus et Doctores Infra scripti qui prædictis examinibus præsentes adfuimus eaque omnia et singula dum fierent Vidimus et approbavimus eumdem Dominum prædictum *Claudium Varambaut Abbavillœum Diœcesis Ambianensis* In medicina Magistrum et Doctorem Dicimus Declaravimus et obsignavimus et per scribam Dictæ facultatis obsignari quoque Jussimus et sigillo Memoratæ facultatis præmuniri *Actum Andegavi Anno Domini* Millesimo sexcentesimo quadragesimo quinto die vero mensis Augusti ultima.

Jul. 23 | Lanche | Mauvrains decanus | L. Baillet | Ruellan, procurator et scriba facultatis | Jousselin | Ferraud | J. Boisin.

Abbeville. — Imprimerie F. Paillart.

www.ingramcontent.com/pod-product-compliance
Lightning Source LLC
LaVergne TN
LVHW012026170826
845678LV00004BA/1648